INTRODUCTION

Nous avons une attache émotionnelle et physiologique au goût sucré. Nous sommes programmés pour l'aimer !

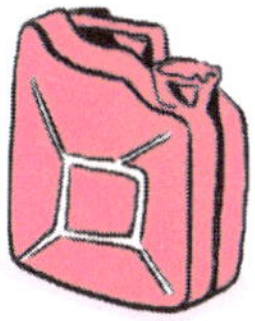

① **Il est le fuel n°1 de notre corps.** Présent dans les aliments, le glucose est distribué à nos cellules grâce à l'insuline, une hormone qui le transforme en énergie.

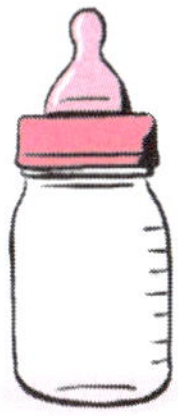

② **In utero, le goût du liquide amniotique est légèrement sucré** avec une saveur vanillée. En Occident, le nourrisson passe du lait maternel, naturellement sucré, au lait maternisé, qui l'est encore plus. Parfois, il démarre même directement avec le lait maternisé.

Puis arrive la diversification alimentaire, qui commence souvent avec les bouillies, compotes et laitages.

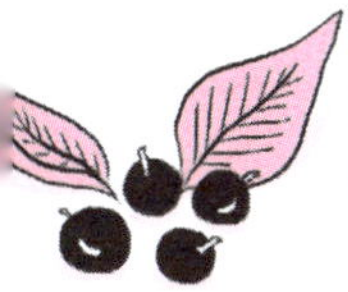

③ Déjà au Paléolithique, **les baies et les plantes avec une forte teneur en sucre** (pour l'époque) fournissaient aux hommes et aux femmes l'énergie nécessaire pour chasser, cueillir et faire des réserves pour les mois d'hiver.

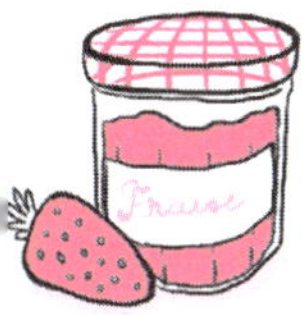

④ Depuis des siècles, **le goût sucré est associé aux bons moments de l'existence :** le goûter, les gâteaux d'anniversaire et les confitures des grands-mères.

Mais tout s'est accéléré...

Les années 1970

En une seule génération, beaucoup de changements se sont produits : industrialisation de l'agroalimentaire, invention du micro-ondes, des plats préparés, fast-food, travail à l'extérieur des femmes... Tous ces facteurs ont contribué au développement d'une nourriture transformée. Et, aujourd'hui, toute la chaîne alimentaire est concernée.

Les années 1990

Le sucre s'est installé comme conservateur et exhausteur de goût à la suite d'une campagne de communication financée par l'industrie sucrière américaine pour dénoncer les dangers du gras, et qui a fait le tour du monde.

Aujourd'hui

Les Français consomment plus de 100 g de sucre par jour, ce qui représente une augmentation de 45 % en 30 ans.

Ce sucre est caché à 80 % là :

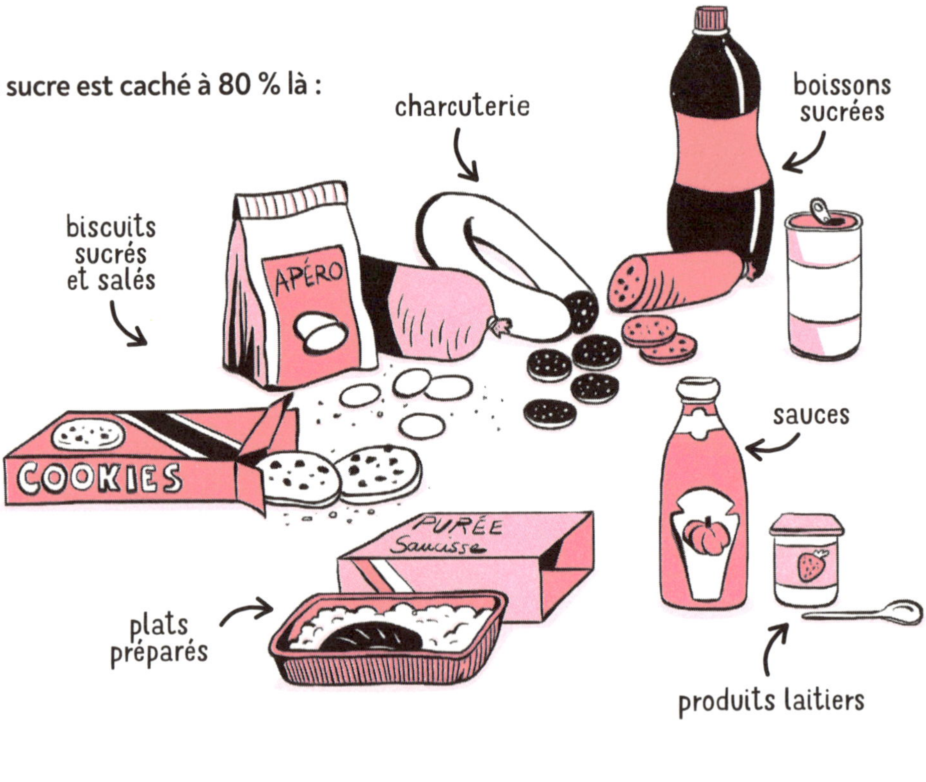

Et c'est bien là que le problème commence : le sucre est devenu une addiction.

Cette addiction est un dysfonctionnement biologique causé par le dérèglement de nos hormones et neurotransmetteurs. Ce dérèglement entretient nos pulsions sucrées, et une surconsommation de sucres rapides et raffinés qui favorise des maladies métaboliques et cardiovasculaires.

LA BONNE NOUVELLE, C'EST QU'ON PEUT AGIR !

On arrête tous les sucres ajoutés pendant 10 jours.

Vraiment TOUS ?

OUI !

Y compris les sucres plus naturels comme le miel, le sucre de coco ou de bouleau. L'enjeu est de (ré)apprendre à vivre sans dépendance au sucre pour réapprécier les saveurs, et retrouver une énergie juste et une forme durable.

Et quid des fruits ?

Il ne s'agit pas de sucre ajouté, donc les fruits sont tolérés ; mais attention à ne pas en abuser, car le but ici est d'habituer les papilles à apprécier d'autres saveurs.

Est-ce pour toute la famille ? Les enfants ? Les sportifs ?

OUI !

Car il ne s'agit pas d'éliminer un groupe alimentaire (macronutriment). Seul le sucre ajouté est visé, et tout le monde en retirera des bénéfices.

Et l'alcool ?

Il contient du sucre ajouté, donc... 10 jours sans alcool aussi !

Ça ne va pas être trop dur ?

NON !

Car, autre bonne nouvelle, le corps réagit très rapidement à l'arrêt de la consommation de sucre.

En 10 jours, vous ressentirez les effets positifs.

+ d'énergie

un pancréas reposé

un microbiote de qualité, capable de faire bien fonctionner notre système immunitaire

des artères et des veines tonifiées avec un débit sanguin correct

des organes digestifs moins surmenés

des idées + claires

un sommeil régénérateur

un système hormonal équilibré

et une sacrée bonne mine !

L'industrie du sucre a de la poigne, mais... nous aussi ! Résistons et choisissons ce que nous mettons dans nos assiettes. Tenir ce livre entre vos mains est un tout premier geste. Petit, certes, mais un grand pas vers un corps sain dans un monde éveillé !

Ce qu'il y a dans ce guide :

- **des astuces** pour vous accompagner dans la conquête de votre indépendance culinaire
- **la découverte** de saveurs sans sucre
- **de bons réflexes** pour repérer les différents sucres, même cachés
- **des techniques** pour vous en passer au quotidien
- **des idées de recettes** sans sucre simples et bonnes

10 DÉFIS À RELEVER ET VOUS VOUS SENTIREZ LIBÉRÉ.E.

Pendant 10 jours et peut-être pour la vie. En tout cas, un exercice comme celui-ci vous apportera au minimum une prise de conscience, voire une libération !

PETIT RAPPEL DE VOS COURS DE SVT

Les glucides ont un rôle purement énergétique dans l'organisme :

Ils sont dégradés en molécules de glucose par les enzymes digestifs à partir de la salive avant d'être absorbés et assimilés au niveau de l'intestin grêle.

Une fois que ces molécules ont traversé la barrière intestinale et se retrouvent dans le sang, elles font augmenter notre taux de glycémie (sucre dans le sang).

L'insuline intervient ensuite :

Sécrétée par le pancréas, l'insuline permet à chaque cellule de prendre le sucre dont elle a besoin. Elle est comme une clé qui déverrouille la cellule pour permettre au glucose d'y pénétrer et d'y être transformé en énergie.

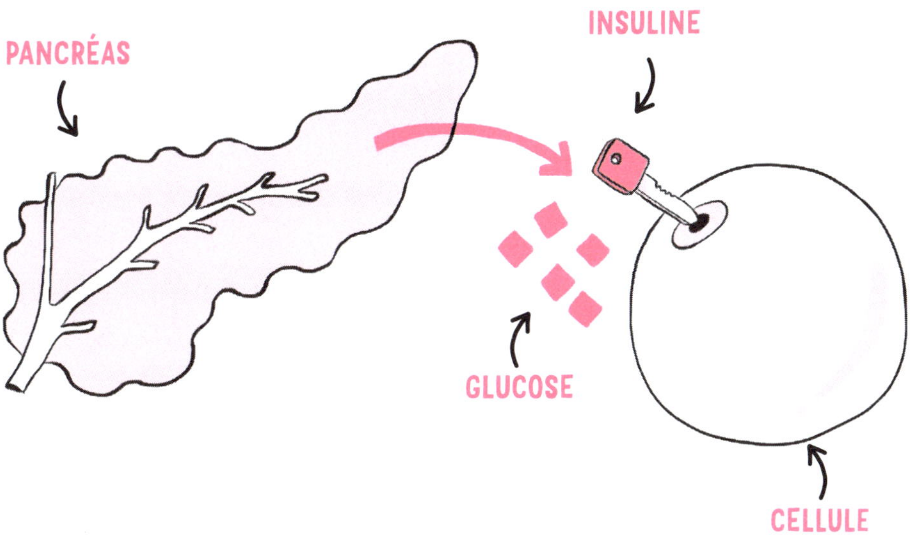

Quand le glucose n'est pas transformé immédiatement en énergie, il est mis en réserve dans le foie et dans les muscles mais aussi stocké dans le tissu adipeux sous forme de graisse.

Quand ça se gâte…

Le taux de sucre dans le sang (la glycémie) augmente quand la cellule est saturée et ne peut plus prendre de sucre. Le pancréas envoie alors plus d'insuline afin de normaliser le taux de sucre dans le sang, mais le pancréas fatigue, l'insuline peine à jouer son rôle… et la glycémie augmente en permanence. C'est cette résistance à l'insuline qui prédispose une personne à développer **un diabète de type 2.**

Cette glycémie élevée crée une inflammation de bas grade de tous nos systèmes. Cette inflammation sollicite le système immunitaire de façon chronique.

Notre système immunitaire, ainsi surmené, ne peut plus faire son travail correctement pour faire face à un agresseur (virus et/ou bactérie). Tout cela nous rend plus fragiles, plus exposés aux maladies.

L'index glycémique

Il se mesure sur une échelle de 1 à 100. Tous les aliments contenant des glucides n'agissent pas de la même façon. **L'index glycémique indique la vitesse à laquelle le glucose d'un aliment se retrouve dans le sang.**

EXEMPLE :

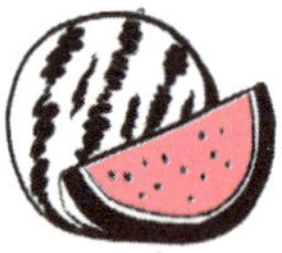

PASTÈQUE

7,5 g de glucides pour 100 g
index glycémique : 72

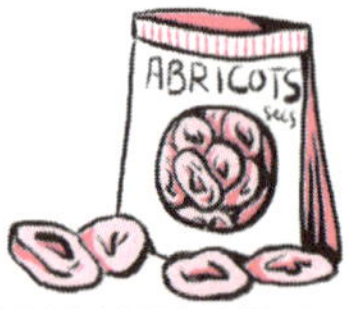

ABRICOTS SECS

39 g de glucides pour 100 g
index glycémique : 35

ALIMENTS À INDEX GLYCÉMIQUE BAS

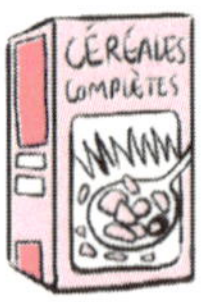

céréales complètes

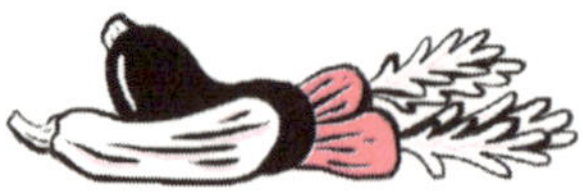

légumes

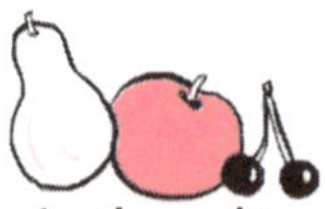

fruits entiers
(meilleur choix que leur jus)

ALIMENTS À INDEX GLYCÉMIQUE ÉLEVÉ

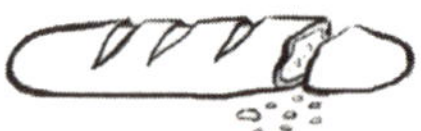

pain blanc

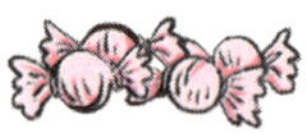

sucreries

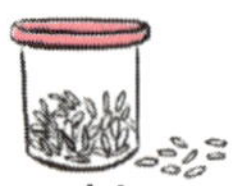

riz blanc

PAR OÙ COMMENCER ?

1. J'apprends à m'écouter

Les personnes qui ressentent de fortes envies de sucre sont souvent celles qui ne prennent pas le temps de s'occuper d'elles. Il s'agit souvent de personnes qui privilégient les besoins et les envies des autres, notamment au travail. Elles sont stressées et sont constamment fatiguées. Elles sont déconnectées de leurs goûts véritables et leur vie est devenue une série d'obligations.

Le sucre devient un réconfort, une récompense à portée de main.

Cette sensation de récompense fonctionne dans le cerveau exactement comme celle donnée par la cocaïne et l'héroïne.

Prenez le temps de retrouver votre équilibre, retrouvez la douceur de la vie quotidienne qui vous manque ; c'est la première stratégie durable pour décrocher du sucre.

2. J'analyse mes pulsions sucrées

→ Elles sont souvent une réponse à une émotion forte ou à un stress. L'élément réconfortant du goût sucré, bien installé depuis l'enfance, est difficile à contrer !

→ Elles peuvent aussi être le résultat d'une prolifération de certains micro-organismes pathogènes qui vivent en nous, tel le Candida albicans dans le cas d'une candidose chronique. Rapprochez-vous de votre praticien de santé pour en savoir plus.

Les pulsions sucrées peuvent aussi être l'indicateur d'une carence en certains nutriments :

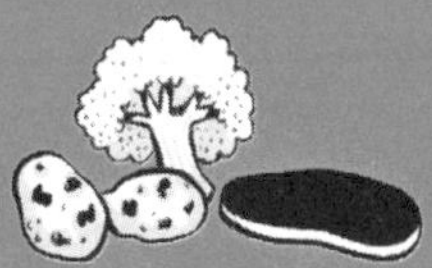

LE CHROME

présent dans les pommes de terre, le brocoli, certaines viandes, le foie et la levure de bière

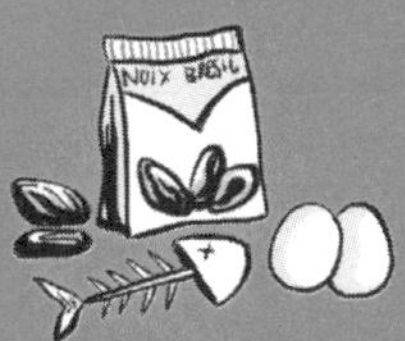

LE PHOSPHORE

présent dans les oléagineux (comme la noix du Brésil), les légumineuses, le poisson et les œufs

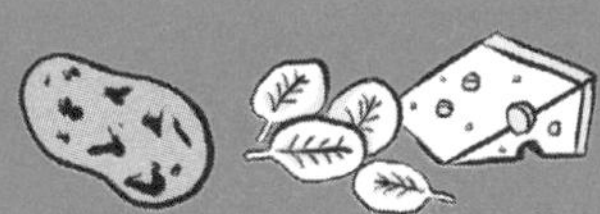

LA TRYPTOPHANE

présente dans les patates douces, les épinards, le foie et le fromage

DÉFI 1

J'APPRENDS À DÉCODER LES ÉTIQUETTES

Apprenez le langage des étiquettes. Portez une attention particulière à l'ordre des ingrédients d'un produit. Les ingrédients cités en premier sont les plus utilisés.

1. LES AUTRES NOMS DU SUCRE

les noms en « ose » : FRUCTOSE, GLUCOSE, MANNOSE...

MÉLASSE, CARAMEL

SUCRE GLACE, LIQUIDE, ROUX, EN POUDRE OU INVERTI

SIROP DE...

CRISTAUX DE JUS (DE FRUITS OU DE CANNE)

EXTRAITS SOLIDES DE DEXTRAN, DEXTRINE, MALTODEXTRINE OU MAÏS

2. ÉTUDIEZ LA COLONNE DES INFORMATIONS NUTRITIONNELLES

Informations nutritionnelles	100 g
Énergie	2035 kJ/486 kcal
Matières grasses	22 g
dont acides gras saturés	12 g
Glucides	64 g
dont sucres	39 g
Fibres alimentaires	3,1 g
Protéines	6,3 g
Sel	0,86 g

Observez la ligne
GLUCIDES
DONT SUCRES

Taux inférieur à 5 g de sucre pour 100 g de glucides = aliment relativement pauvre en sucre.

Taux supérieur à 7 g pour 100 g = l'aliment commence à être trop riche en sucre.

Taux supérieur à 15 g pour 100 g = aliment trop sucré.

3. ATTENTION AUX APPLICATIONS COMME « YUKA » :

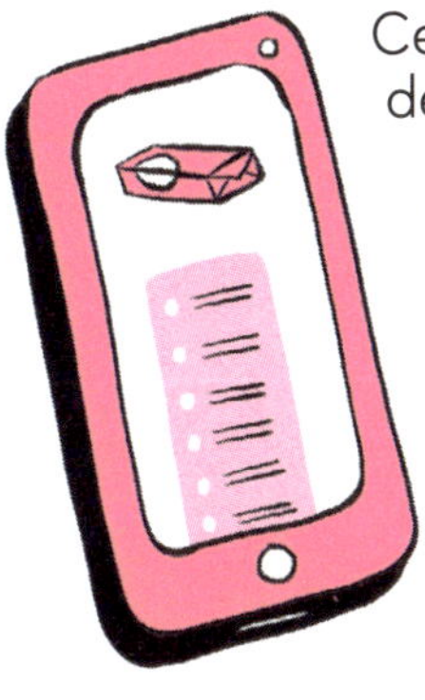

Ces applications donnent une note sur la qualité nutritionnelle des produits de supermarché.

Cette qualité prend en compte la teneur en sucre, sel, graisses saturées et calories d'un produit. Mais le vrai problème, aujourd'hui, n'est pas qu'un aliment soit trop gras, mais plutôt qu'il soit trop transformé.

Préférez toujours un aliment brut (fruits frais ou secs) ou alors transformé par vous, chez vous !

DÉFI 2

JE FAIS DU TRI

Adoptez le sevrage brutal ! Commencez par l'éviction totale des sucres rapides. C'est le moyen le plus efficace pour se défaire du goût sucré.

Dans mon frigo

Je garde :

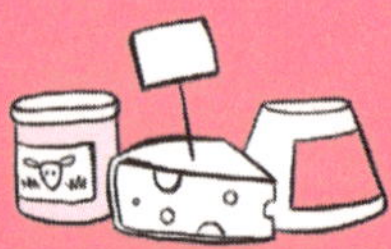

produits laitiers frais et non pasteurisés d'un petit producteur

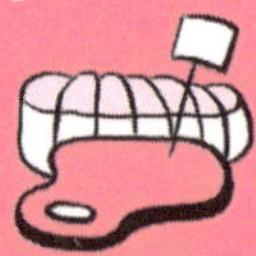

viande issue de l'agriculture biologique

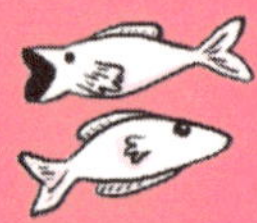

poisson issu de la pêche durable et raisonnée

Je jette :

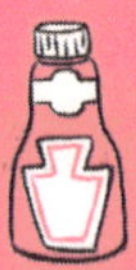

ketchup

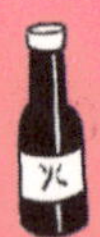

sauces asiatiques

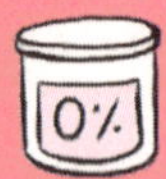

produits 0% de gras

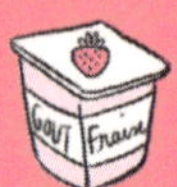

yaourts aromatisés ou desserts lactés

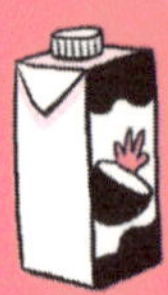

produits laitiers industriels et sucrés

Je remplace par :

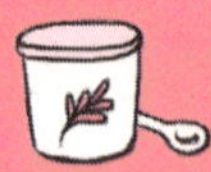

yaourts végétaux

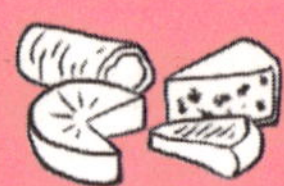

fromages affinés

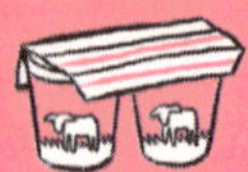

yaourts de brebis

Dans mon placard

Je garde :

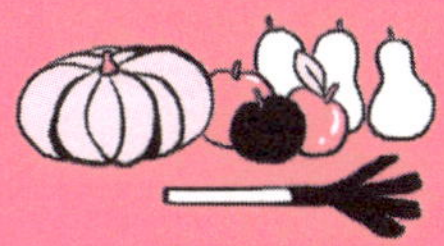

fruits et légumes du marché

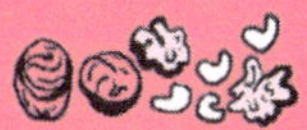

fruits à coque

Je jette :

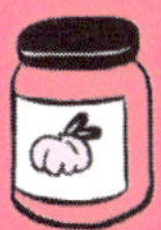

sauces

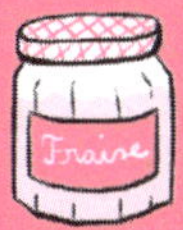

confitures

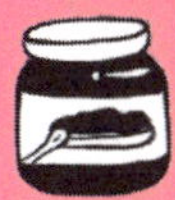

pâtes à tartiner

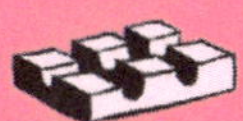

chocolats

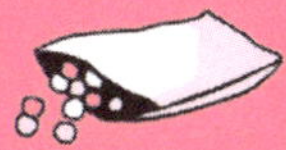

confiseries

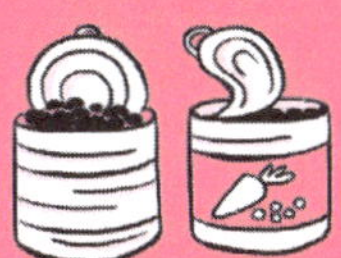

légumes et fruits en conserve

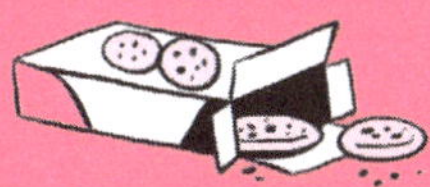

biscuits industriels

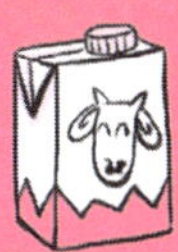

produits laitiers UHT

Je remplace par :

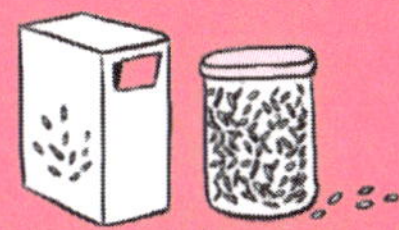

céréales semi-complètes ou complètes

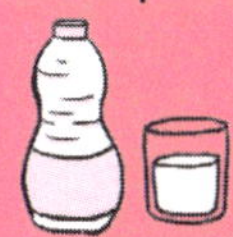

eau sans arôme ni édulcorant

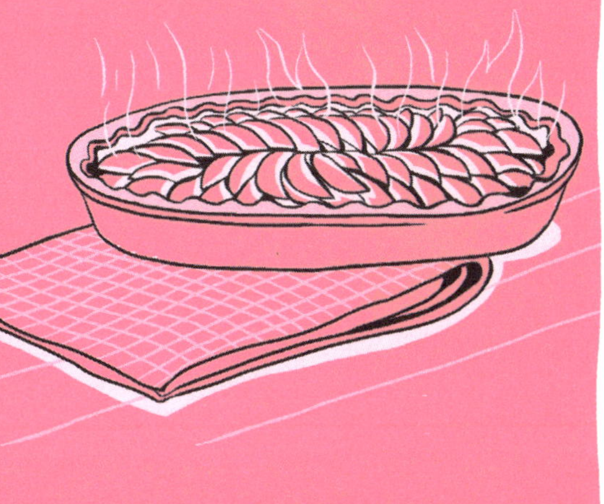

Je remplace les plats préparés et **transformés en usine** par des produits frais que **JE** transforme et prépare simplement.

Manger sainement = manger simplement

DÉFI 3

J'AMÉLIORE LA QUALITÉ DE MON SOMMEIL

Lorsque nous ne dormons pas suffisamment ou que nos heures de sommeil ne sont pas de qualité, nous déréglons les hormones de l'appétit.

La production de la ghréline (l'hormone de la faim) augmente, et celle de la leptine (l'hormone de la satiété) diminue. L'hormone du stress chronique (le cortisol) augmente, elle aussi, en cas de déficit de sommeil.

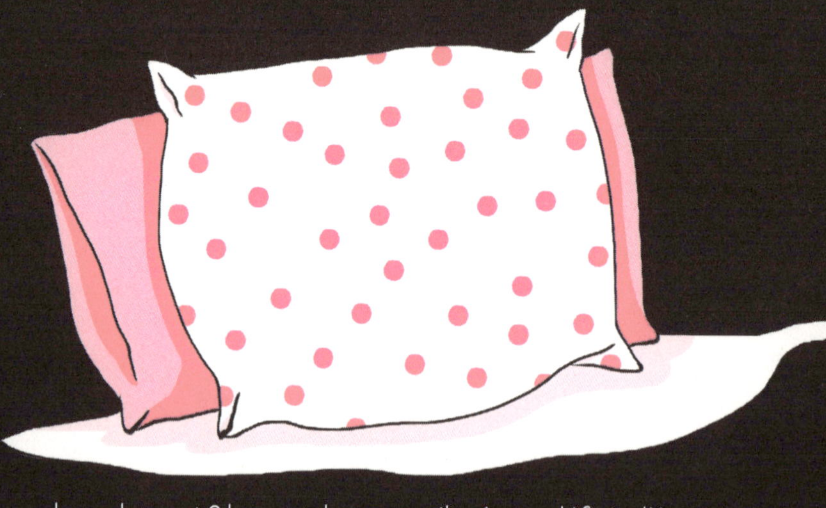

Une carence de seulement 2 heures de sommeil crée un déficit d'énergie qui engendre des pulsions sucrées ou l'envie d'aliments comme le pain blanc et les pâtes blanches, qui fournissent une énergie instantanée.

Un sommeil de bonne qualité (idéalement entre 22 h 00 et 8 h 00) est l'un des meilleurs alliés pour lutter contre l'appel du sucre.

Coups de pouce pour bien dormir

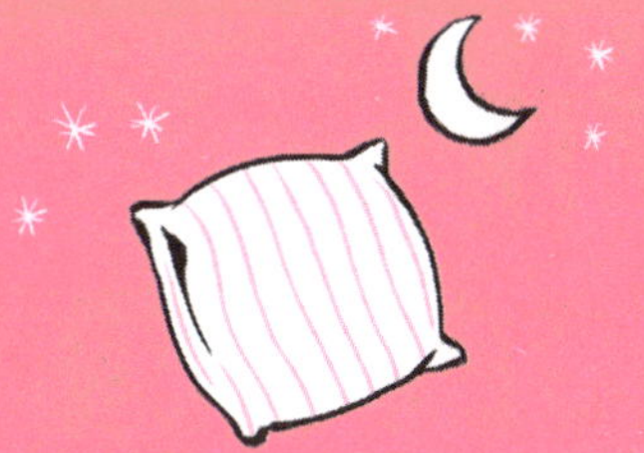

Je me couche vers 22h00 (ou, au plus tard, avant minuit) pour profiter des heures où l'organisme se désacidifie davantage.

→ **Ces heures de sommeil sont précieuses pour lutter contre les inflammations silencieuses.**

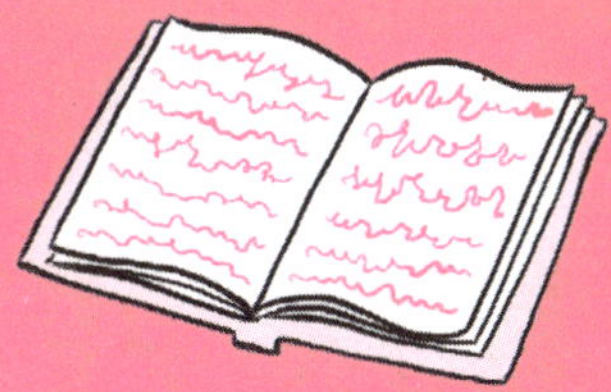

Je note mes habitudes de sommeil pendant une semaine pour observer mes heures de coucher et de réveil.

→ **Le corps fonctionne au mieux si les rythmes éveil/sommeil sont fixes.**

Je note aussi mon niveau d'énergie durant la journée : les coups de pompe et les envies plus ou moins fortes de sucre.

Vous observerez un lien étroit entre la qualité du sommeil et la maîtrise de vos envies dans la journée. Nous sommes gouverné.e.s par nos hormones !

Je me fais aider par des exercices de sophrologie, de méditation guidée.

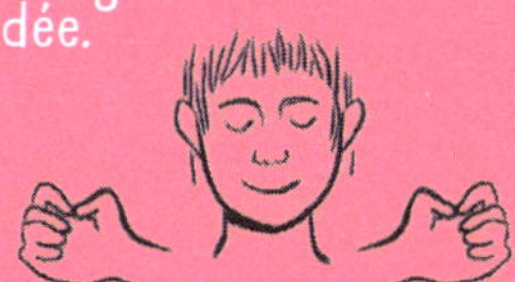

J'utilise les Fleurs de Bach®, comme le marronnier blanc, qui régule les pensées incessantes, ou le tremble, qui apaise.

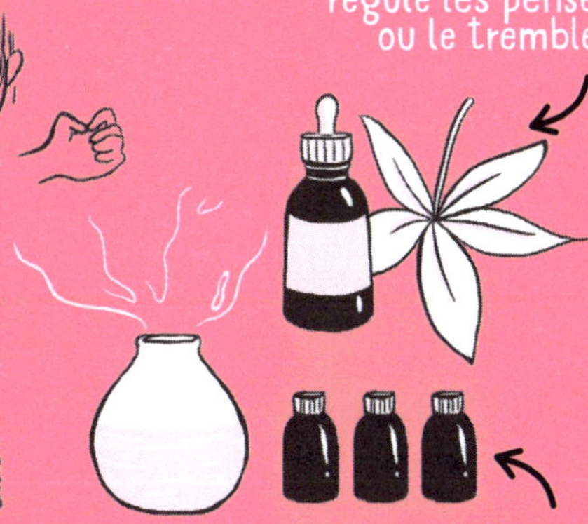

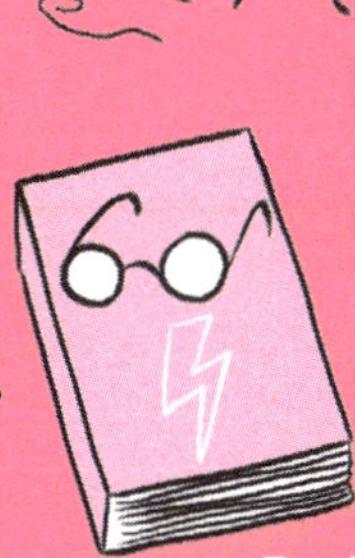

Je me réserve un temps de lecture avant de dormir.

Je diffuse quelques gouttes d'huile essentielle de petit grain, de néroli ou de lavande dans la chambre. J'éteins le diffuseur au moins 30 minutes avant le coucher.

DÉFI 4

JE MODIFIE MON PETIT DÉJEUNER

Pour une énergie stable toute la journée sans hypoglycémie

Privilégiez les aliments à index glycémique bas ou modéré pour entretenir une énergie stable tout au long de la journée.

1. Éliminez le sucre du petit déjeuner

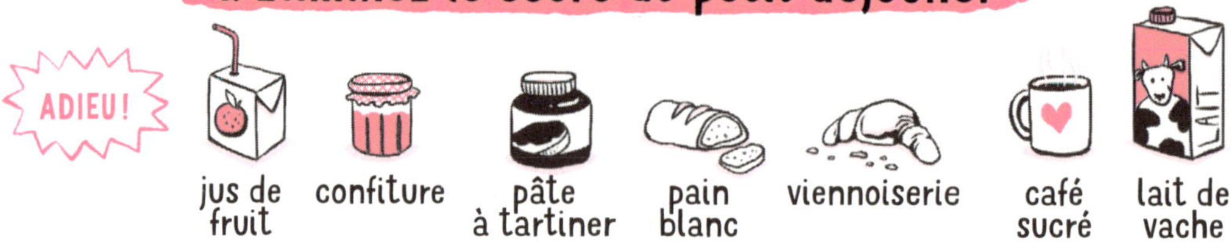
ADIEU !
jus de fruit
confiture
pâte à tartiner
pain blanc
viennoiserie
café sucré
LAIT
lait de vache

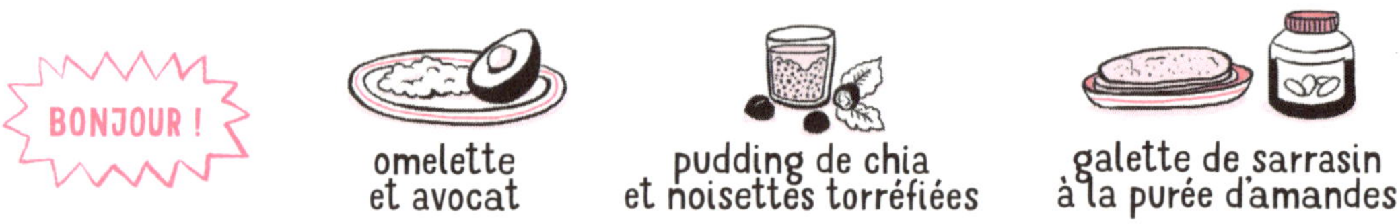
BONJOUR !
omelette et avocat
pudding de chia et noisettes torréfiées
galette de sarrasin à la purée d'amandes

Privilégiez un premier repas protéiné avec un apport de graisses de bonne qualité pour une énergie stable jusqu'au repas du midi.

2. Apprenez à vous connaître !

Connaissez-vous **votre taux de glycémie** à jeun ? La norme est entre 0,74 g/l et 1,06 g/l.

Votre **taux de triglycérides** ? Ces chiffres connus grâce à un bilan sanguin sont intéressants car ce sont de bons indicateurs de la qualité des fonctions du corps. Si vous avez tendance à faire de l'hypoglycémie réactionnelle, commencez par analyser ce que vous mangez au petit déjeuner.

VOUS N'AVEZ PAS FAIM LE MATIN ?

Cela signifie que votre appareil digestif n'a pas terminé son travail pendant votre sommeil. Ne vous forcez pas à ce moment-là.

Prévoyez une poignée de noix ou des crackers maison (recette p. 35) pour bien répondre à la sensation de faim. Cela vous évitera de jeûner au-delà de vos capacités et de casser le jeûne avec des aliments nutritifs.

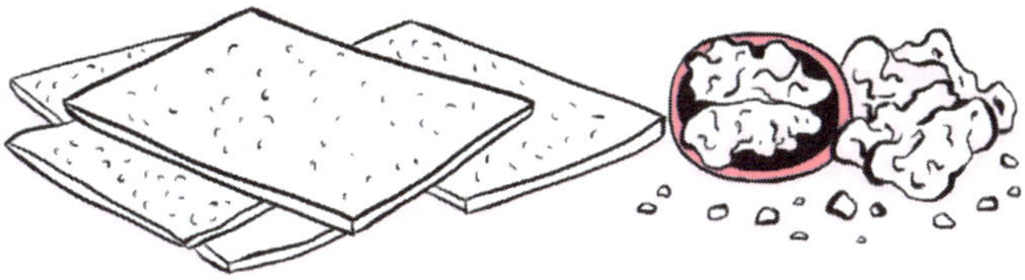

Cet apport de fibres, vitamines et minéraux sera beaucoup plus intéressant pour le corps, et vous éviterez un taux de glycémie qui monte en flèche.

QUESTION ?

Comment contrer l'envie d'une sucrerie dans la matinée ou en milieu d'après-midi quand le taux de glycémie baisse ?

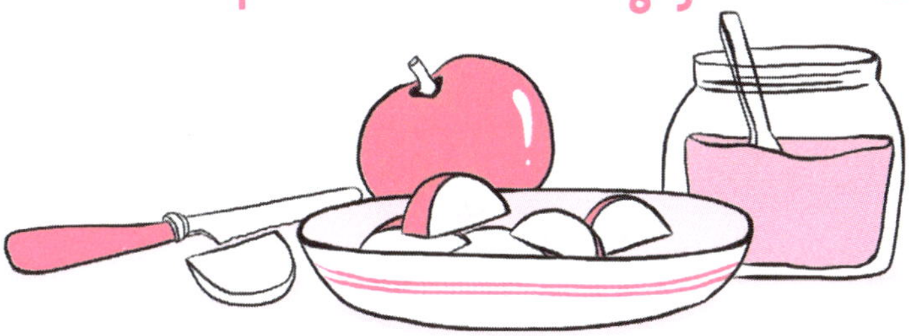

Optez pour un encas riche en bons acides gras qui vous apportera de l'énergie stable et la satiété jusqu'au prochain repas : de la purée d'amandes et des morceaux de pomme ou de carotte crue / de l'houmous et des crackers maison / un œuf dur ou une cuillère à soupe de purée d'amandes.

DÉFI 5

JE RÉINITIALISE MON HORLOGE MÉTABOLIQUE

La chrononutrition permet de respecter notre horloge interne et améliore le fonctionnement des hormones.

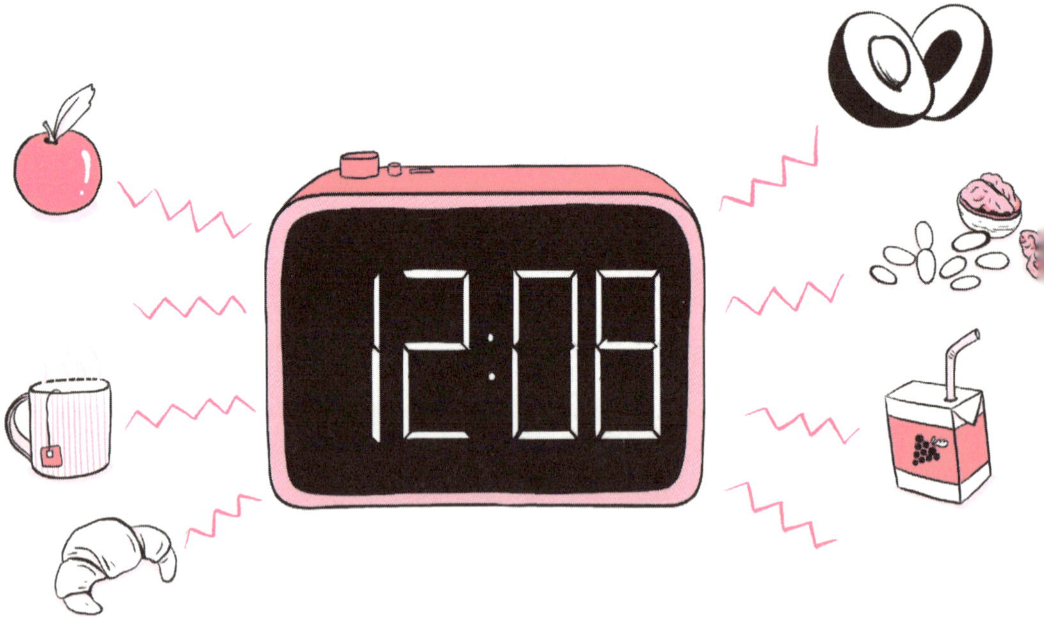

Le rythme des sécrétions enzymatiques (les petits ciseaux qui transforment les aliments en nutriments) et hormonales change au cours de la journée, et il est préférable de manger certains aliments à des moments précis pour mieux les digérer, les assimiler et en tirer un maximum de bienfaits.

Le matin :	• Forte sécrétion de **lipases** afin de métaboliser les graisses • Sécrétion des **protéases** afin de métaboliser les protéines • Sécrétion d'**insuline** et mise en route de l'utilisation des sucres lents.
Le midi :	Sécrétion des **protéases** et des **amylases** pour la digestion des protéines et des amidons (glucides).
L'après-midi :	Un **pic insulinique** permet l'utilisation des sucres rapides et semi-rapides.
Le soir :	Sécrétions digestives très diminuées. Ralentissement de l'assimilation des aliments.
La nuit :	La nuit est une période de restructuration cellulaire et l'organisme ne métabolisera pas des apports trop riches, d'où un stockage des excès.

La **production** de certains neurotransmetteurs (hormones) se fait à différents moments de la journée. Par exemple :

La dopamine

L'hormone de la motivation, de la curiosité, de l'élan est synthétisée le matin à partir d'acides aminés de protéines (la L-tyrosine et la phénylalanine), qui se trouvent en grande quantité dans la dinde, l'œuf et certains fromages frais, tel le cottage cheese.

La sérotonine

Cette hormone qui régule notre cycle veille/sommeil est synthétisée vers 17 h 00 à partir d'aliments riches en L-tryptophane comme certains fruits et fruits à coque – la banane, l'amande, la noix de cajou – ainsi que le chocolat noir et les produits laitiers.

→ **L'addiction au sucre et les fringales peuvent provenir d'un déséquilibre de la sérotonine.**

Le GABA et la mélatonine

Les hormones qui procurent le calme, la relaxation et la facilité à l'endormissement sont synthétisées en fin de journée à partir de l'acide aminé L-glutamine.

Les aliments à index glycémique bas fournissant de la L-glutamine sont à favoriser : l'amande, l'avoine complète, la banane, les céréales complètes (le son de riz, d'avoine et d'épeautre) ainsi que le brocoli, la noix et les lentilles.

Un repas complet le midi, pris en conscience, avec un apport suffisant en protéines, vous fournira le plein de nutriments ainsi que la satiété et une énergie stable jusqu'au repas du soir.

Prenez l'habitude de manger le repas du soir dans un bol.

Une soupe complète au pistou ou minestrone avec des haricots blancs ou des lardons ou bien un plat unique qui mijote. Ne mangez qu'à 80 % de votre satiété.

Un repas léger le soir entretient un niveau de glycémie stable pendant votre sommeil. Cela favorise un sommeil de qualité, sans stress.

Je mets en pratique !

8H	protéines et graisses pour favoriser la bonne sécrétion de dopamine	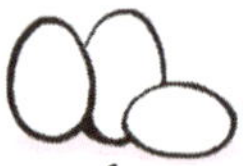 œufs 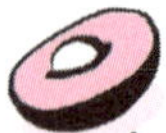 avocat 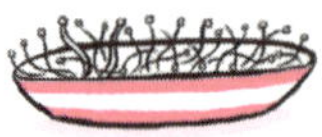 graines germées
12H	un peu de protéines, de graisses et de féculents pour faire le plein de nutriments et d'acides aminés essentiels	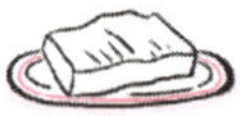 poisson blanc 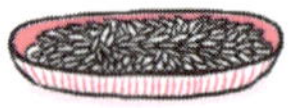 riz semi-complet aux épices  wok de légumes à l'huile de coco
16H	sucre naturel pour favoriser la sécrétion de sérotonine	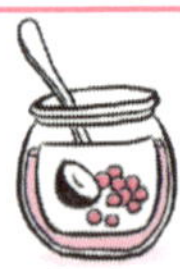 yaourt de coco aux fruits rouges 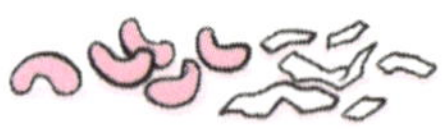 copeaux de coco et de cajou
20H	protéines légères pour favoriser la sécrétion de GABA et de mélatonine	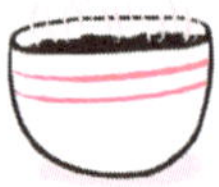 soupe de lentilles aux petits légumes 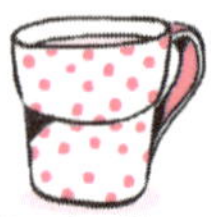 lait d'or (recette p.37)

UNE ENVIE DE SUCRE ?

Je pratique l'art de la patience.

J'attends 20 minutes, généralement le temps nécessaire pour faire passer l'envie d'une substance addictive.

Je bois un grand verre d'eau ou une infusion. Le corps a besoin d'un minimum de 4 heures entre les repas pour effectuer son travail digestif. Cette pause permet de savoir s'il s'agit d'une vraie faim ou d'une envie de manger. L'envie passe, la faim s'accentue.

Je laisse un minimum de 12 heures entre le repas du soir et celui du matin.

Ce laps de temps est essentiel pour que les organes digestifs puissent terminer leur travail et se régénérer pendant la nuit.

DÉFI 6

JE ME FAIS AIDER PAR LA MICRONUTRITION ET LES PLANTES

Les antioxydants, les vitamines, les minéraux et les oligoéléments, les acides aminés et les plantes sont nos alliés pour réussir le sevrage au sucre et retrouver forme et équilibre. Rapprochez-vous de votre naturopathe spécialisé.e dans la micronutrition pour être accompagné.e au mieux.

1. La cannelle de Ceylan

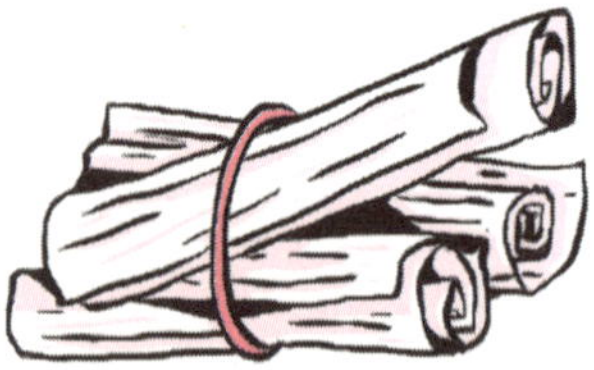

Très riche en antioxydants, la cannelle de Ceylan peut faire baisser la glycémie en imitant l'insuline.

Elle aide aussi à stabiliser la glycémie après un repas, en ralentissant la digestion au niveau de l'estomac et en bloquant le travail de certaines enzymes.

Astuce :

Ajoutez jusqu'à une cuillère à café de cannelle de Ceylan par jour dans vos repas ou compotes maison.

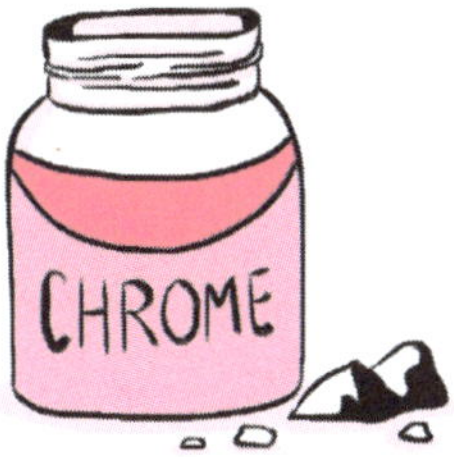

2. Le chrome

Le chrome est un oligoélément que notre corps ne synthétise pas, même s'il en a grandement besoin ! Dans l'organisme, il sert à stabiliser le taux de glycémie. Une carence en chrome peut entraîner de l'hyperglycémie et des pulsions sucrées.

Pensez à incorporer :

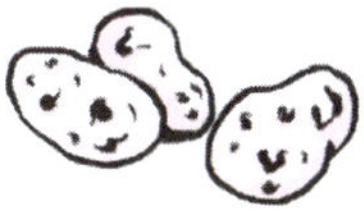

pommes de terre

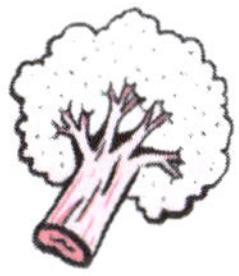

brocoli

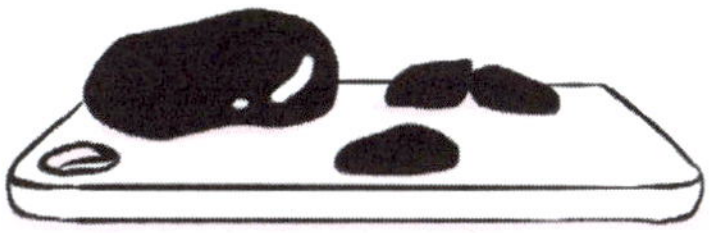

certaines viandes (foie et abats)

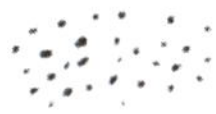

levure de bière

Astuce :

Une supplémentation de 200 à 400 mg de chrome / jour peut aider, si nécessaire, au début du sevrage.

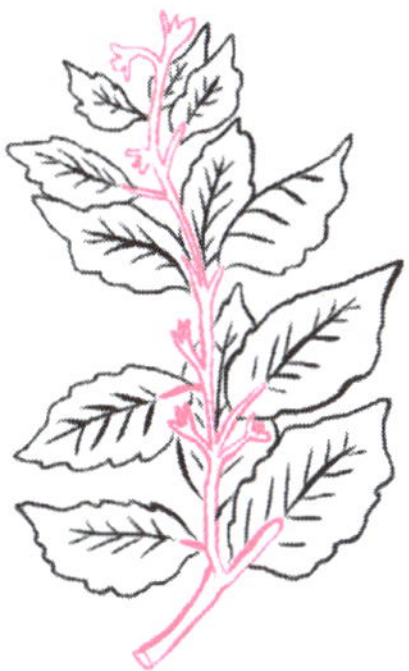

3. La Gymnema sylvestris

La Gymnema sylvestris est une plante issue de la médecine indienne ayurvédique qui permet d'inhiber l'absorption du sucre dans l'intestin grêle, mais aussi d'équilibrer la sécrétion d'insuline par le pancréas.

Mastiquée avant un repas, cette plante rend notre cerveau incapable de détecter le goût du sucre. Ce qui nous aide à esquiver l'envie de sucré en fin de repas.

Astuce :

Ouvrez la gélule et versez directement la poudre dans votre bouche. Une supplémentation de 700 mg/jour est préconisée **aux personnes bien accros au goût sucré.**

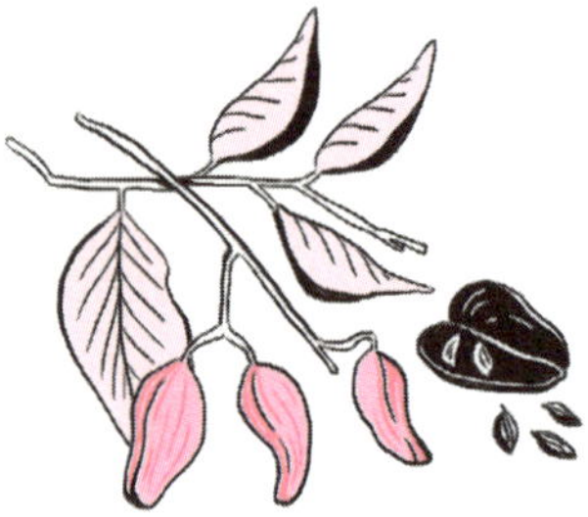

4. La Griffonia simplicifolia

C'est une plante unique grâce à sa teneur haute en 5-HTP : le précurseur de la sérotonine. Une supplémentation en Griffonia pendant un sevrage aide au niveau des interactions des neuro-transmetteurs, comme dans les addictions. Plus nous produisons d'hormones de compensation et d'apaisement, moins nous les recherchons dans la nourriture. La nourriture compensatoire, surtout sucrée, agit exactement comme une drogue dans le cerveau.

5. La L-glutamine

C'est un acide aminé qui imite l'envoi au cerveau d'un signal de réception de glucose. Cela peut aider les personnes qui ont du mal à se sevrer. Une prise de 1000 mg de L-glutamine plusieurs fois par jour soulage bien la sensation de privation.

6. Vitamines du groupe B / acides gras / omégas 3 / magnésium / zinc

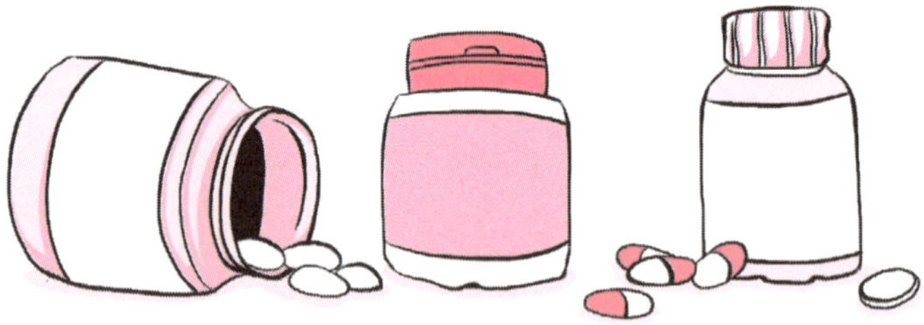

Tous agissent aussi sur la régulation des systèmes nerveux et endocriniens et sur l'apaisement. Une supplémentation peut être intéressante pour certaines personnes.

Rapprochez-vous de votre praticien de santé pour un suivi personnalisé.

DÉFI 7

JE PRENDS DE BONNES (ET FACILES) HABITUDES

Je bois sans modération

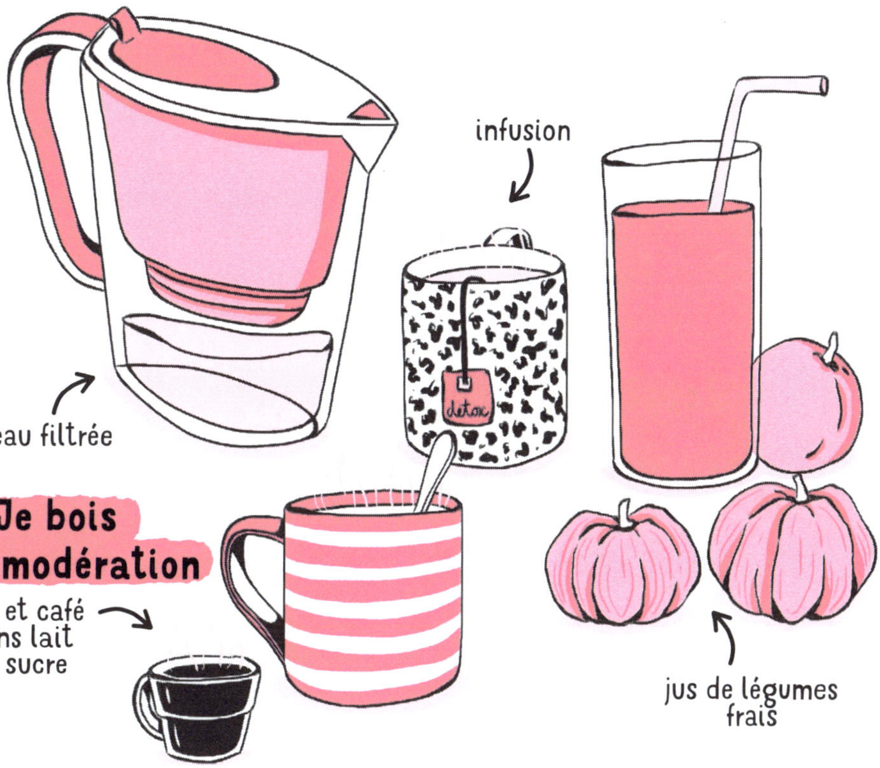

Je bois avec modération

Je dis « non » aux :

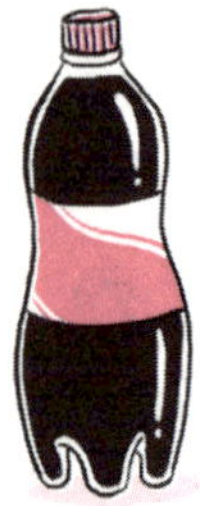

boissons sucrées

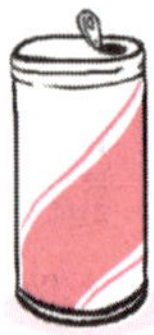

sodas

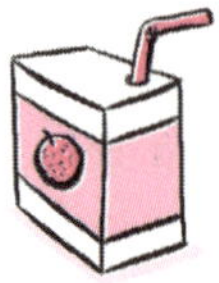

jus de fruits

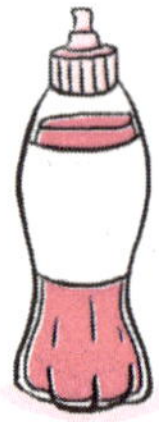

boissons sportives

Le sucre sous sa forme liquide est encore plus nocif pour la santé, car il rentre directement dans le sang sans même passer par la digestion. Elle est donc immédiate mais de très courte durée.

Nous avons un shoot d'énergie suivi subitement par une baisse qui nous incite à reprendre quelque chose rapidement pour ne pas tomber dans l'hypoglycémie réactionnelle.

Les boissons sportives contiennent jusqu'à l'équivalent de 14 cuillères de sucre et sont souvent composées à 50 % de glucose et à 50 % de fructose. Le fructose de ces boissons, surtout sous une forme « cachée », demande à être métabolisé avant que le corps puisse l'utiliser pour produire de l'énergie, ce qui entraîne une sécrétion de triglycérides dans le sang par le foie. Quand le niveau de triglycérides dans le sang est trop élevé, il est associé à une augmentation du risque de maladies cardiovasculaires.

J'apprends les bonnes associations

J'associe protéines + bons acides gras + glucides complexes

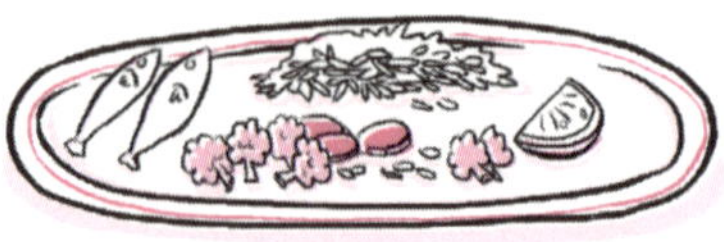

Sardines, salade de riz semi-complet, légumes, pignons de pin, huile d'olive biologique pressée à froid et citron

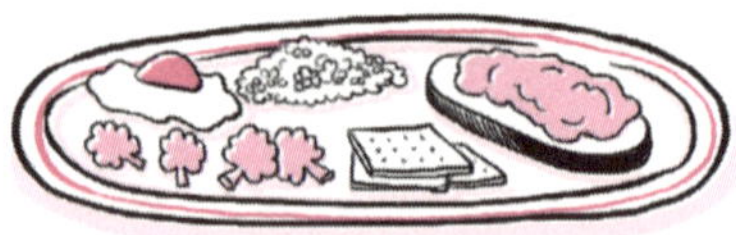

Œuf poché, trio de quinoa, petits légumes, croquants de noisettes à l'huile de noix, guacamole d'avocat aux herbes fraîches

Les protéines + légumes crus ou cuits à la vapeur douce + oléagineux et céréales complètes à chaque repas apportent une satiété qui diminue l'envie de dessert. Un apport suffisant en fibres ralentit l'absorption des sucres dans le sang, en plus de vous assurer un bon transit.

Un repas de ce type répond à tous nos besoins en micro et macronutriments. Nos cellules sont satisfaites et prêtes pour remplir leurs fonctions.

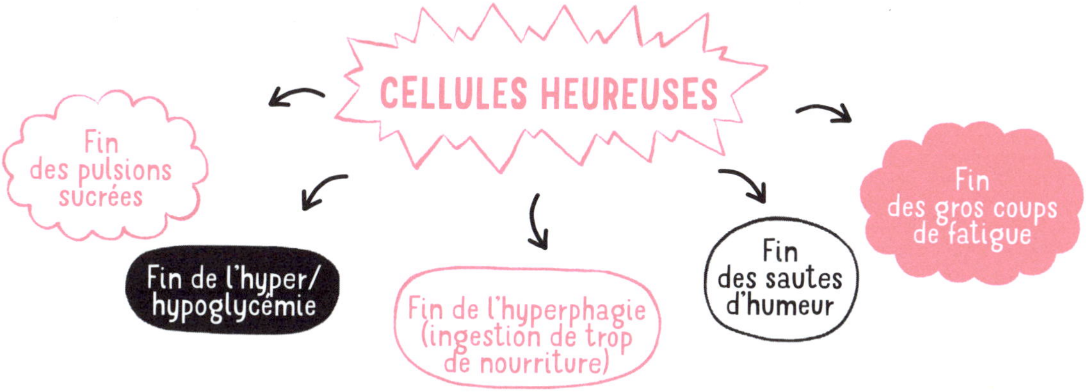

Ces signaux, envoyés par notre corps, nous alertent sur un déséquilibre et/ou un manque.

J'évite de manger des fruits frais en fin de repas et j'exclus les fruits trop riches en fructose

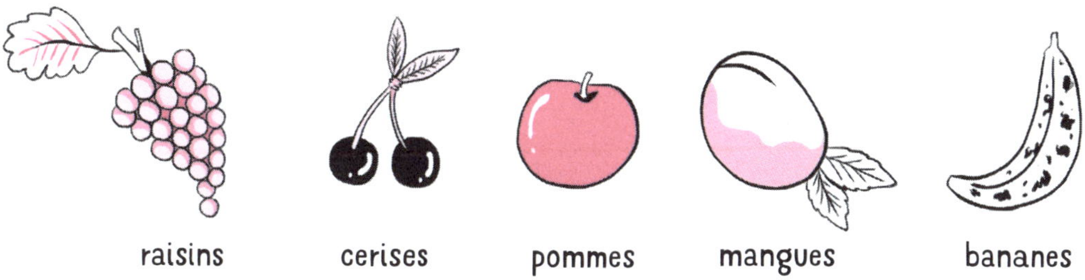

L'idéal est de les associer à de bons acides gras et à des protéines pour éviter un pic de glycémie. Ils s'associent bien aux oléagineux, (voir la recette de Nice Cream p. 36).

DÉFI 8

ENVIE DE SUCRÉ ? J'APPRENDS À ESQUIVER !

Il y a de fortes chances que vos envies de sucre arrivent tous les jours aux mêmes moments. C'est souvent en milieu de matinée, après le déjeuner (aïe, comment résister au petit gâteau ou au chocolat avec le café…), en milieu d'après-midi, ou alors le soir après une grosse journée, le fameux *late night snack*.

1. Les huiles essentielles

Quelques gouttes de menthe poivrée ou de pamplemousse sur un mouchoir, une écharpe ou dans un diffuseur dans la pièce où vous travaillez vous aideront à vous reconcentrer.

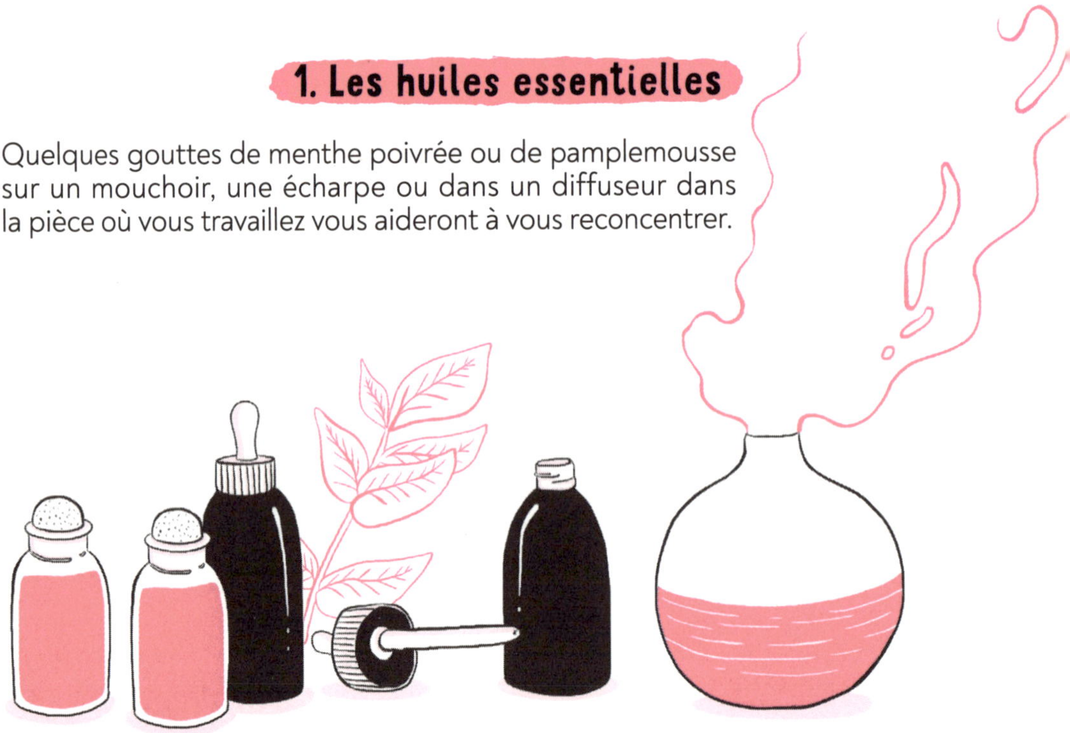

2. Bouger et s'oxygéner !

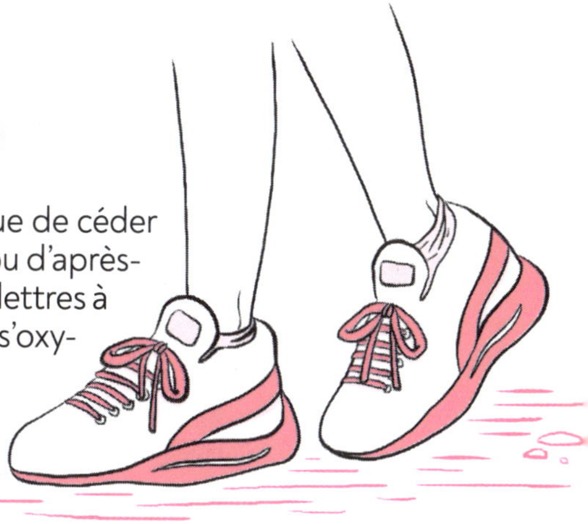

En télétravail ou journée *off* à la maison ? Plutôt que de céder à la tentation du grignotage en milieu de matinée ou d'après-midi, enfilez vos baskets et attrapez votre *to do list* : lettres à poster, courses, 2 tours de parc… L'essentiel est de s'oxygéner lors de ces moments de baisse d'énergie.

En bougeant notre corps, nous brûlons les hormones du stress - plus encore si nous transpirons. C'est donc le réflexe parfait pour esquiver les fringales liées au stress.

Vous retrouverez une belle énergie, une meilleure concentration. Votre corps et votre esprit vous en remercieront !

3. Les fringales tardives

Dressez une liste de ce qui pourrait les remplacer :

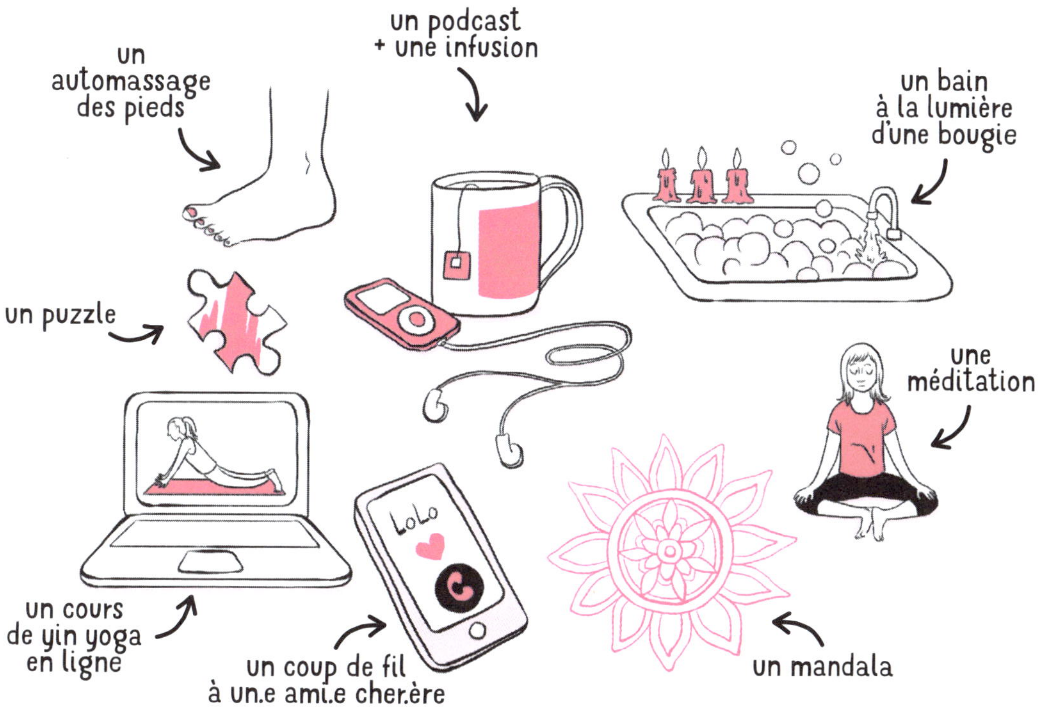
un automassage des pieds
un podcast + une infusion
un bain à la lumière d'une bougie
un puzzle
une méditation
LoLo
un cours de yin yoga en ligne
un coup de fil à un.e ami.e cher.ère
un mandala

DÉFI 9

JE CUISINE ET JE MANGE EN CONSCIENCE

S'alimenter en pleine conscience, en prenant le temps nécessaire, en savourant les couleurs, les saveurs et les textures de chaque bouchée est le début d'une relation plus saine avec la nourriture. C'est aussi un moyen simple et efficace pour limiter le grignotage et l'envie de sucre en fin de repas.

1. Je mange arc-en-ciel

La préparation en conscience du repas, avec une jolie variété de couleurs, est à la fois une création esthétique et la garantie d'une diversité d'antioxydants, de vitamines et de minéraux.

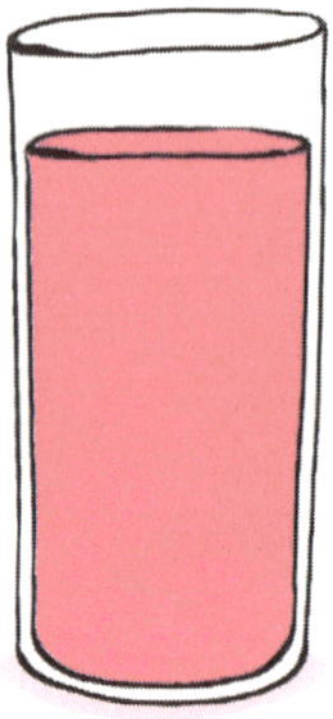

2. Je mange intuitivement

Prendre le temps d'écouter son corps et ses besoins est un exercice agréable qui nous amène à manger intuitivement. Cela signifie que nous sommes à l'écoute des besoins de notre corps à un moment précis. Que me dit mon corps après une séance de sport, une journée devant l'ordinateur ou un stress émotionnel ? Apprenons à bien l'écouter : la réponse est souvent un aliment sain ou... rien du tout !

3. Je mange en conscience

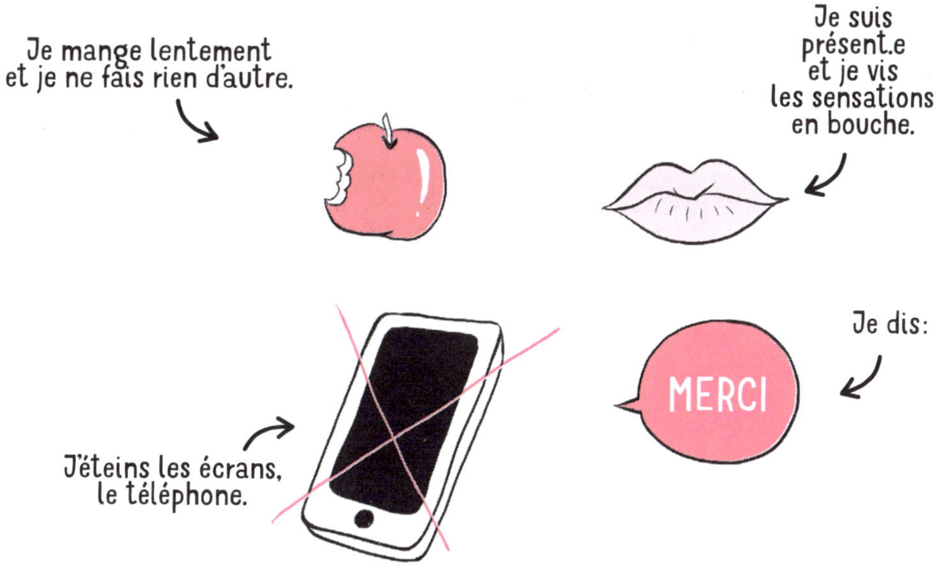
Je mange lentement
et je ne fais rien d'autre.
Je suis
présent.e
et je vis
les sensations
en bouche.
J'éteins les écrans,
le téléphone.
Je dis:
MERCI

Avant un repas, remercier (même silencieusement) la Terre et les personnes qui ont participé à la préparation des aliments que nous allons manger a des effets positifs et renforce notre sentiment de connexion aux autres et à la planète.

4. Je mâche longtemps

Adoptez ce petit réflexe qui a des effets très bénéfiques sur la digestion : mâchez au moins 20 fois chaque bouchée. Cela peut sembler long au début, puis on en prend très vite l'habitude.

La digestion commence dans la bouche à partir de l'enzyme salivaire (l'amylase), qui participe à la dégradation des aliments et à l'assimilation des nutriments.

L'afflux de sang vers l'estomac et l'intestin augmente, et les hormones qui interviennent dans le travail de la digestion sont sollicitées correctement : elles envoient au cerveau les signaux de la satiété.

Cette pratique soulage aussi le travail de l'estomac et de l'intestin grêle, et aide à réduire les brûlures d'estomac, les gaz, les ballonnements ou la constipation.

DÉFI 10

JE TESTE DE NOUVELLES RECETTES !

Pour rehausser le goût des plats, sans trop saler ni sucrer, pensez aux épices. Elles sont riches en antioxydants et ont des pouvoirs anti-inflammatoires importants.

Pour rehausser le goût des fruits cuits ou accompagner votre boisson végétale :

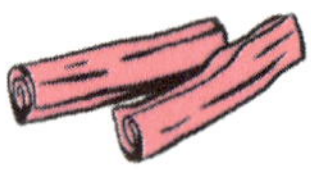

cannelle de Ceylan

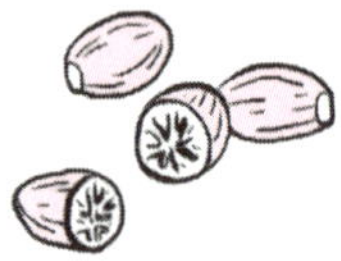

noix de muscade

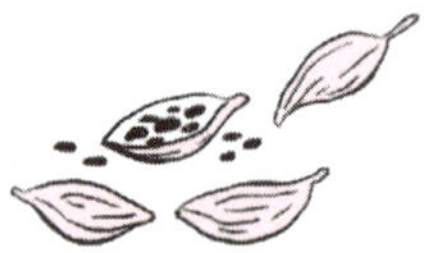

cardamome

vanille

Pour donner un goût délicat et doux aux plats :

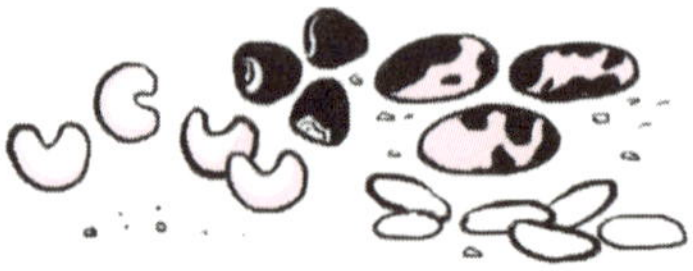

oléagineux : noix du Brésil, noix de cajou, noisettes et amandes

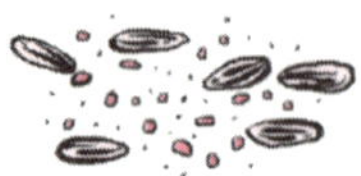

petites graines : chanvre, lin, sésame, tournesol...

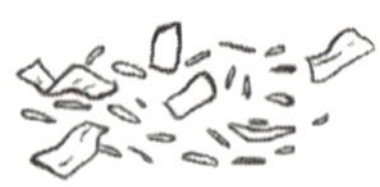

noix de coco

Pour obtenir une texture croquante et faire le plein de minéraux et de bons acides gras :

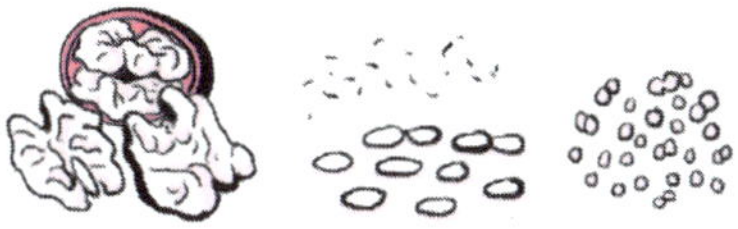

noix + petites graines + pollen

à parsemer sur un yaourt végétal, une compote, un pudding de chia (recette p. 37) ou un bol de fruits. Ce réflexe simple permet de concocter facilement des pépites nutritionnelles, à la place des encas trop sucrés.

1 fois par semaine, je me prépare un mélange de graines

que je garde à l'abri de la lumière et de la chaleur pour empêcher leur oxydation. Je les mixe et les parsème sur mes plats tous les jours.

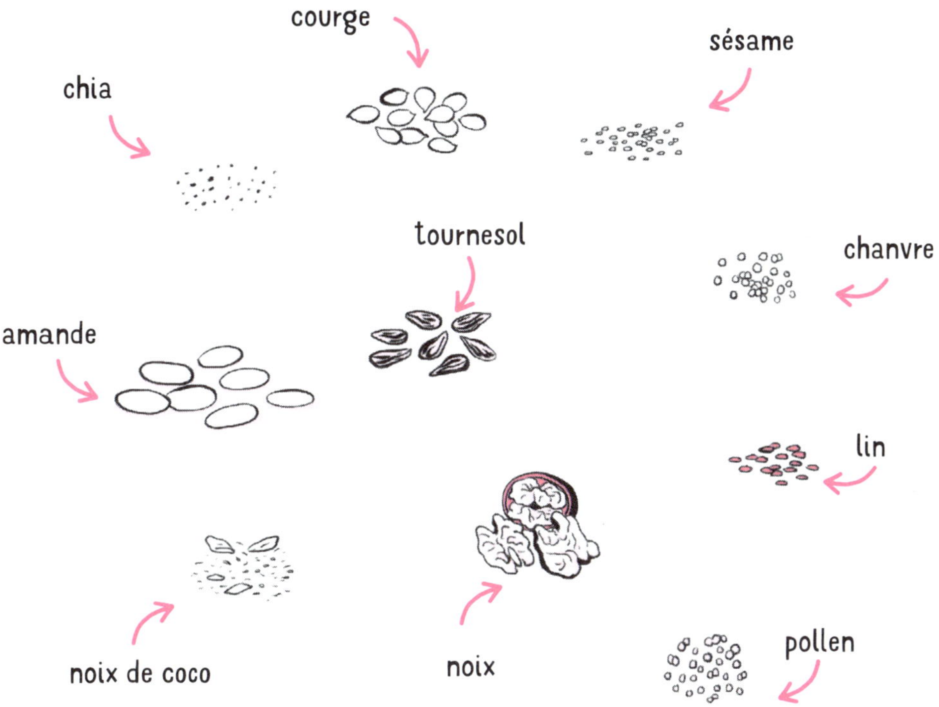

1 fois par semaine, je me prépare quelques encas sains qui m'aideront à tenir

Purée d'amandes

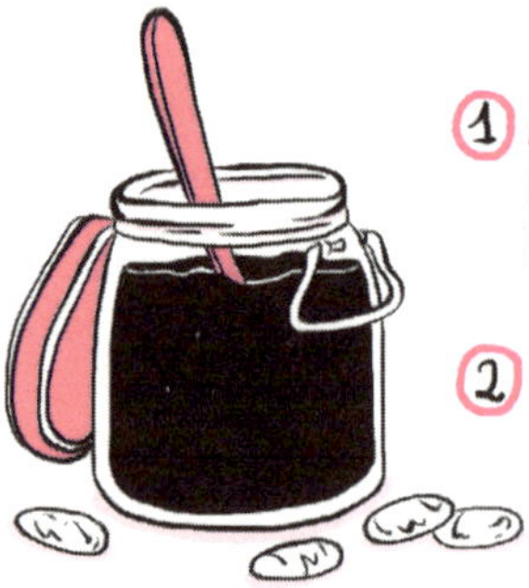

1. **Mixez** 250 g d'amandes préalablement trempées dans de l'eau la veille, puis séchées à plat, jusqu'à l'obtention d'une pâte lisse et crémeuse.

2. **Vous pouvez ajouter** 1 cuillère à café d'huile de coco pour rendre le mélange plus gourmand.

Granola sans sucre

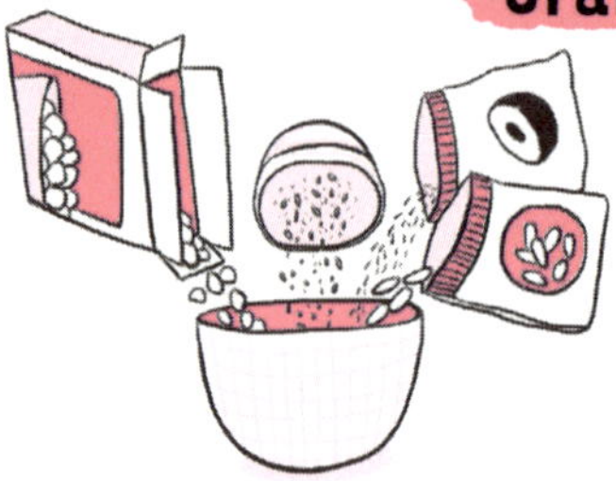

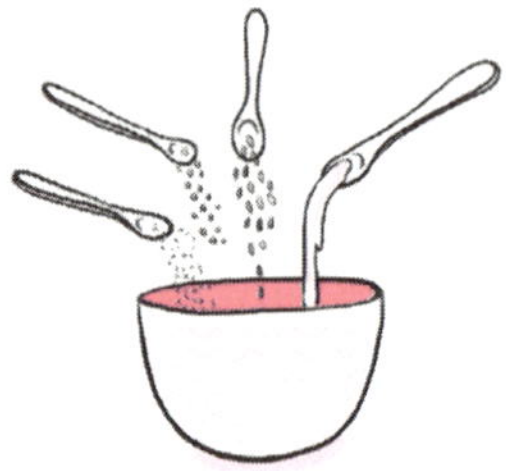

1. Dans un grand bol, **mélangez** :

- 110 g de flocons d'avoine
- 70 g d'un mélange de petites graines au choix
- 30 g de copeaux de coco
- 70 g d'amandes concassées

2. Dans un deuxième bol, **mélangez** :

- ½ cuillère à soupe d'huile de coco fondue
- ½ cuillère à café de ces épices en poudre : cannelle, noix de muscade, vanille et gingembre ou mélange pour pain d'épice.

3. **Vous pouvez ajouter** 1 betterave crue râpée ou 2 carottes crues râpées.

4. **Versez** à la main le mélange liquide sur le mélange sec pour bien imbiber toutes les noix et graines.

5. **Étalez** le granola sur 2 plats et enfournez pour environ 10 minutes. Retournez le tout et enfournez de nouveau pour 10 minutes, jusqu'à ce que ce soit bien doré.

Gardez-en un petit sachet dans votre sac. À déguster au goûter ou en dessert avec des myrtilles, un yaourt nature ou une compote.

Riz au lait

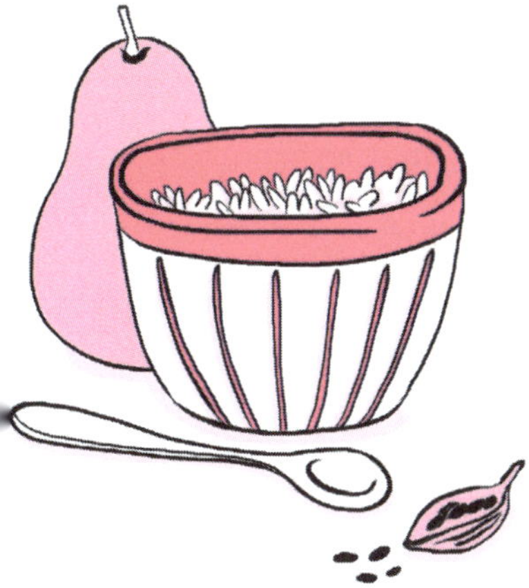

1 **Cuisez ou réchauffez** du riz semi-complet dans votre boisson végétale préférée. Les laits de coco et d'avoine sont une bonne option car ils sont naturellement crémeux et sucrés.

2 **Ajoutez** 1 poire râpée et 2 graines de cardamome à la cuisson.

3 **Servez** avec un mélange de graines et, pour finir, parsemez d'un peu de poudre de noix de muscade et de cannelle.

Crackers de secours

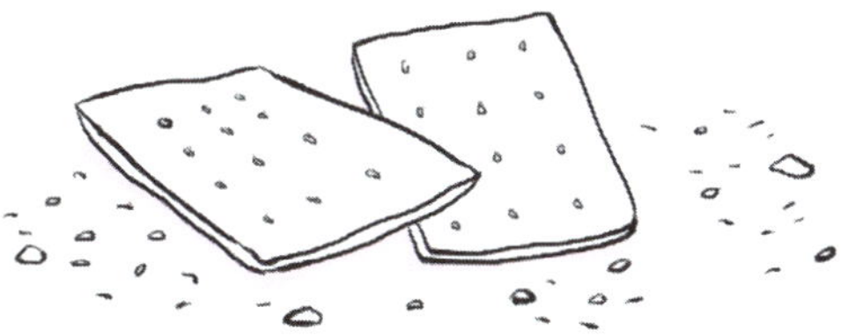

1 **Mélangez :**

- 25 g de graines de lin broyées
- 145 g d'un mélange de petites graines au choix (tournesol, courge, sésame, chanvre)
- 20 g de graines de pavot
- 35 g de farine de sarrasin
- 3 cuillères à soupe de levure de bière
- un peu de poivre

2 **Mixez** le mélange et ajoutez 2 cuillères à soupe d'huile d'olive biologique et 75 ml d'eau chaude.

3 **Formez** une boule avec la pâte et laissez-la reposer 10 minutes dans un endroit chaud (à côté d'un radiateur, par exemple).

4 **Placez** la pâte sur une plaque recouverte de papier sulfurisé et **posez** dessus une autre feuille de papier sulfurisé.

5 **Étalez** au rouleau à pâtisserie. La pâte doit être très fine.

6 **Enlevez** le papier du dessus et **enfournez** pour 20 à 30 minutes à 160 °C (la pâte doit être dorée).

7 **Laissez refroidir** complètement avant de casser des morceaux à la taille souhaitée.

Pour une version sucrée, remplacez la levure de bière par de la coco râpée et l'huile d'olive par de l'huile de coco. À déguster avec un houmous, du fromage, une purée d'amandes, de la compote ou un yaourt végétal.

Nice Cream à la banane

1. **Congelez** 2 bananes coupées en morceaux.

2. **Mixez** les morceaux congelés avec 1 cuillère à soupe de purée d'amandes ou de cacahuètes et 2 cuillères à soupe de lait d'amande ou de coco.

3. **Parsemez** la nice cream d'un mélange de noix concassées, de fèves de cacao et de fruits rouges.

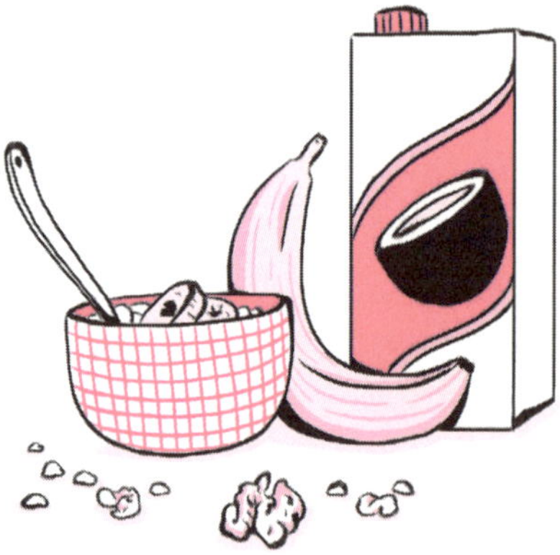

Spicy Nuts

1. La veille, **faites tremper** :

- 150 g d'amandes
- 150 g de noix de cajou
- 150 g de cerneaux de noix

2. Le lendemain matin, **rincez** à l'eau claire, puis **laissez sécher** à plat.

3. Dans un bol, **mélangez** :

- ½ cuillère à café de curcuma
- ½ cuillère à café de cannelle
- ½ cuillère à café de sel de mer

4. **Mélangez** les épices aux amandes et noix, puis **enfournez** à plat à 160 °C, pour 7 à 10 minutes.

Retournez-les au bout de 4 minutes pour que tout soit bien doré.

Expérimentez avec les épices de votre choix et des graines de courge ou de tournesol, selon votre envie. Le temps de cuisson sera inférieur pour les plus petites graines.

Lait d'or

Chauffez 50 cl de lait d'amande non sucré (ou autre lait végétal) jusqu'à ébullition avec ce mélange d'épices en poudre :

- ¼ de cuillère à café de curcuma
- ¼ de cuillère à café de cannelle
- ¼ de cuillère à café de gingembre
- ¼ de cuillère à café de noix de muscade
- 2 petites graines de cardamome

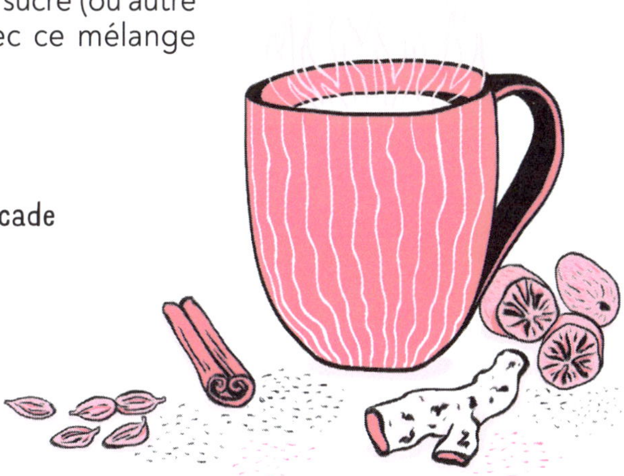

Pudding de chia

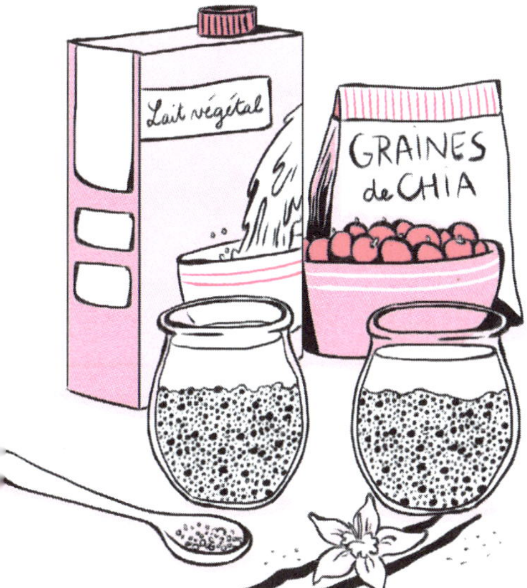

1. **Mélangez :**

   - 75 g de graines de chia
   - 400 ml de lait végétal
   - 50 g de fruits rouges frais ou congelés
   - ½ cuillère à café de vanille en poudre
   - ¼ de cuillère à café de noix de muscade en poudre

2. **Disposez** dans 2 petits bols et **laissez au réfrigérateur** au moins 20 minutes avant de déguster.

DANS LA MÊME COLLECTION :

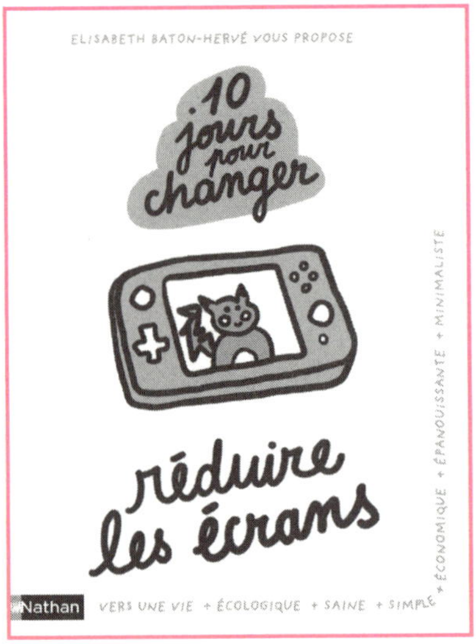

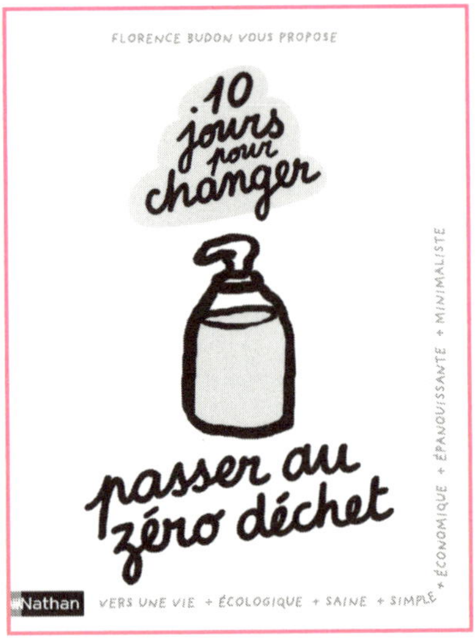

ISBN : 978-2-09-279120-2
Loi n°49-956 du 16 juillet 1949 sur les publications destinées à la jeunesse, modifiée par la loi n°2011-525 du 17 mai 2011.
N° d'éditeur : 10266435 - Dépôt légal : septembre 2021
Achevé d'imprimer en France en septembre 2021 par la Nouvelle Imprimerie Laballery, à Clamecy (58500).
N° d'impression : 107165